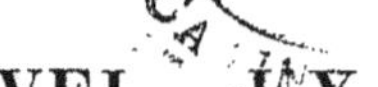

ANGIOME VEINEUX

DU
SCROTUM

PAR

Le Docteur VILLEMIN

CHEF DE CLINIQUE CHIRURGICALE

DE LA FACULTÉ

ANGIOME VEINEUX

DU

SCROTUM

ANGIOME VEINEUX

DU

SCROTUM

PAR

LE DOCTEUR VILLEMIN

CHEF DE CLINIQUE CHIRURGICALE DE LA FACULTÉ

TOURS

IMPRIMERIE PAUL BOUSREZ

1895

ANGIOME VEINEUX

DU

SCROTUM

L'angiome veineux du scrotum est une affection très rare. A notre connaissance il n'en existe que quatre cas dans toute la littérature médicale : ce sont les observations de Robert (rapportée par Boullay), de Ricord (rapportée par Verneuil), d'Henry Johnston, et la plus récente de Rivington. Il y a bien une observation de P. Hewett, mais elle se rapporte à un cas d'anévrisme cirsoïde.

Nous avons eu la bonne fortune d'en rencontrer un cinquième cas, absolument indiscutable au point de vue du diagnostic, et l'extirpation que nous avons faite de la tumeur nous a permis d'en pratiquer l'examen anatomique.

Voici le cas qui nous est personnel :

Le jeune G... P..., âgé de dix-neuf ans, entre à l'Hôtel-Dieu le 27 mars 1893. Fils d'arthritiques, ce jeune homme qui a eu de fréquentes attaques de rhumatisme présente déjà un ensemble de phénomènes subjectifs dénotant une lésion cardiaque. Il est porteur d'une tumeur scrotale, dont le début remonterait, nous dit-il, à une année ; mais lorsqu'il s'est aperçu

de sa présence, elle avait déjà presque le volume d'un
œuf ; son accroissement a été lent tout d'abord, mais
depuis un mois il s'est fait bien plus rapidement. La
tumeur augmente aussi momentanément par la station
debout, la marche, la fatigue et devient le siège d'une
douleur sourde, gravative. Par le repos la masse
reprend son volume primitif et toute douleur spon-
tanée disparaît.

Toute la partie postérieure du scrotum est remplie
par une tumeur du volume d'une orange. En avant
d'elle sont placés les deux testicules tout à fait indépendants et normalement constitués. En relevant for-
tement les bourses, on voit ramper dans la peau de
volumineuses veines variqueuses et, à droite du raphé,
il en existe un lacis au niveau duquel la peau a contracté des adhérences avec la masse profonde. A la
face inférieure du pénis les veines sont également
fort volumineuses ; il y a un léger degré d'hypospo-
dias balanique. Les veines du cordon spermatique
sont variqueuses des deux côtés. La tumeur présente
à sa partie antéro-supérieure une saillie de consistance
dure et qui pourrait en imposer pour un testicule
surnuméraire ; c'est du moins le diagnostic qui a été
posé à plusieurs reprises et dans lequel le malade
ajoute foi. La tumeur est très variable comme consistance ; par places elle est molle, donne la sensation
d'un gros varicocèle dont on peut égrener les vaisseaux épaissis ; en d'autres endroits la dureté va jusqu'à simuler la transformation fibro-cartilagineuse.
La surface est très irrégulièrement bosselée ; nulle part
on ne sent de points ramollis, fluctuants ou de poches
kystiques. La masse se prolonge le long de la branche

droite du pubis, mais il n'existe d'aucun côté de pédicule net semblant la rattacher aux parties voisines ; son indépendance est parfaite. La palpation n'est pas douloureuse ; la tumeur n'est pas animée de battements et son volume est absolument irréductible même par une pression soutenue et prolongée.

A la pointe du cœur, bruit de souffle systolique et à la base souffle diastolique assez intense.

Le 3o mars, nous enlevons la tumeur scrotale en sacrifiant une partie de la peau de la région postérieure, peau dans l'épaisseur de laquelle rampaient de grosses veines. L'indépendance complète des testicules et des éléments des cordons spermatiques rendirent l'opération des plus simples ; mais il y eut un nombre considérable de pinces hémostatiques et de ligatures à placer sur des veines volumineuses qui saignaient assez abondamment. Réunion par première intention et sortie du malade au bout de peu de jours.

La tumeur une fois enlevée avait le volume d'une grosse orange effilée en pointe du côté du périnée. Aucun rapport vasculaire n'existait avec les paquets veineux des cordons spermatiques. Quelques artères abordaient sa périphérie du côté périnéal principalement, mais en nombre assez restreint et de petit calibre. Les veines qui en partaient prenaient aussi presque toutes la voie périnéale ; quelques-unes se dirigeaient vers la racine des cuisses. La masse était en contact assez direct avec les tuniques vaginales, mais les adhérences fibreuses étaient encore assez faciles à détacher. Nous avons vu qu'elle tenait aussi à la peau de la partie inférieure, d'où l'utilité de sacrifier une portion de ces téguments où le derme très aminci recouvrait immédiatement de grosses veines superficielles saillantes.

A la coupe cette masse se montre composée de tissus fibreux très denses, criant sous le scalpel en certains endroits, plus lâche et entremêlé de lobules adipeux dans d'autres parties. En entier elle est sillonnée par de grosses veines variqueuses, bosselées, flexueuses, à parois épaisses et adhérentes aux tissus environnants, d'où la béance de tous ces vaisseaux à la coupe. Il n'est pas possible de donner même une idée de la direction de ces veines qui vont dans tous les sens et serpentent de la façon la plus capricieuse. Nous n'avons pas trouvé de dilatations kystiques distinctes.

Les coupes fines, examinées au microscope, nous ont montré la tumeur presque exclusivement composée de faisceaux de tissu conjonctif plus ou moins serrés et dirigés en tous sens. Très rares sont les cellules adipeuses, plus rares encore les éléments embryonnaires. En certains points de la préparation sont d'énormes lacunes présentant une coupe circulaire ou elliptique ; la lumière en est comblée par des globules sanguins entremêlés de quelques leucocytes (la tumeur a été immédiatement après son extraction immergée dans l'alcool). Les parois de ces lacunes sont bordées par une couche mince de cellules qui rappellent l'épithélium vasculaire ; puis vient un anneau concentrique très épais de fibres conjonctives disposées circulairement, et parmi lesquelles il est fort difficile de distinguer s'il y a des fibres musculaires lisses.

Voici, résumées, les trois observations que nous avons pu trouver dans la littérature médicale ; nous n'avons pu découvrir celle d'Henry Johnston. Le premier cas d'angiome scrotal a été présenté à la Société anatomique en 1851, par Boullay. Il avait été enlevé par Robert, sur un jeune homme de vingt ans qui en était porteur depuis douze ans. Le début avait été marqué par une douleur brusque dans le scrotum, à droite. La tumeur avait graduellement augmenté de volume, influencée surtout par la chaleur et la marche prolongée, diminuant par le froid et le repos. Dans la bourse droite était une tumeur ovoïde, bosselée; le tégument n'avait pas changé de couleur, mais laissait voir à travers son épaisseur une teinte violacée, claire; on n'entendait au niveau de la tumeur aucun bruit de souffle, aucun battement; on reconnaissait distinctement le cordon et plus bas le testicule tout à fait indépendants. A la coupe, la tumeur était constituée par une trame vasculaire complètement analogue aux productions érectiles arrivant jusqu'à la peau; les vaisseaux contenaient par places de petits caillots dans leur intérieur.

En 1857, le professeur Verneuil a lu à la Société de biologie une note sur une variété rare et peu connue de tumeur des enveloppes scrotales. Le diagnostic en avait été très habilement porté par Ricord. Le sujet, âgé de vingt-neuf ans, avait de tout temps eu le côté droit du scrotum plus gros que l'autre, et, au dire de ses parents, l'affection remontait à sa naissance. A l'âge de onze ans, une brusque augmentation de volume s'était accompagnée d'une douleur vive, mais tout rentra promptement dans l'ordre. La même série d'accidents se reproduisit à dix-neuf ans, puis encore à vingt-neuf ans; mais cette fois le volume de la tumeur ne rétrocéda point. Elle mesurait vingt centimètres de long, huit de large et semblait fixée au périnée, mais ce n'était qu'une apparence illusoire. La peau contenait un grand nombre de petits kystes séreux superficiels, transparents, épars ou agglomérés; plusieurs de ces poches étaient pleines de sang noirâtre et entourées de veinules dilatées. Mobile dans la plus grande partie de son étendue, le tégument avait contracté çà et là des adhérences profondes. La pression n'était pas douloureuse. La consistance de la tumeur était dure, partout uniforme, sans fluctuation; pas de battements ni de bruits appréciables. On ne reconnaît ni canal déférent, ni testicule, ni épididyme. Cependant, une certaine résistance perçue en arrière et latéralement fait soupçonner à Ricord la position de la glande séminale. Ricord porte le diagnostic de tumeur veineuse congénitale en s'appuyant sur l'état particulier du scrotum, qui n'est en quelque sorte qu'un reflet du reste de la tumeur. Elle est détachée du cordon et du testicule sains, et extirpée jusqu'au niveau de l'orifice du canal inguinal où elle s'arrêtait. Une portion de la peau qui présentait des adhérences est excisée en même temps.

La tumeur est douée d'une forte cohésion et résiste à la dilacération; dans quelques points elle est très dense et acquiert une dureté notable. Çà et là dans le centre sont des indurations circonscrites, dures, jaunâtres, adhérentes, difficiles à énucléer. Le tissu morbide non encapsulé se compose d'une gangue fibreuse entremêlée de points jaunâtres constitués par de petites masses graisseuses, de traînées et de vésicules noirâtres dues à des amas de vaisseaux dilatés et d'ampoules transparentes formées par des poches distendues par du liquide, tous éléments mélangés en proportions très variables suivant les différents points. On peut isoler des vésicules veineuses ayant perdu toute connexion avec le reste du système vasculaire ; ces ampoules veineuses closes de toutes parts ne se continuent avec aucun vaisseau perméable. Les veines sont bosselées, noueuses, tortueuses, étranglées de distance en distance. Enfin des kystes contenant un liquide rose et ayant une paroi lisse, séreuse, sillonnée de replis valvuliformes donnant à la cavité un aspect caverneux, sont également d'origine nettement vasculaire par leur apparence et par la structure de leur paroi ; celle-ci contient le réseau plexiforme de fibres élastiques et des faisceaux volumineux de fibres musculaires lisses.

Rivington (*The Lancet*, 27 octobre 1877) donne une observation assez complète et très instructive : Le côté gauche de la partie postérieure du scrotum présentait une tumeur du volume d'un œuf de poule et s'étendant vers le périnée. A sa surface des veines volumineuses donnaient au palper la sensation de dilatations vasculaires entremêlées de petits nodules de tissu fibreux. Le malade, âgé de vingt-trois ans, ne s'était aperçu de rien avant un léger traumatisme ayant atteint la région scrotale ; l'accident remontait à huit jours et avait brusquement provoqué l'apparition de la tumeur. Néanmoins, au dire des parents, le patient aurait reçu un coup de genou dans la région à l'âge de dix ans ; le gonflement des parties aurait été traité par le repos et l'application de sangsues ; à la suite de cet accident, il serait toujours resté quelque chose d'anormal dans les bourses, et Rivington conclut de ce commémoratif que la tumeur était de nature congénitale. La tumeur fut enlevée au bistouri ; mais la plaie suppura, il y eut des hémorragies secondaires difficiles à réprimer et la réparation se fit avec une grande lenteur.

La masse était composée de lobules réunis entre eux par des vaisseaux ; en certains endroits étaient de gros vaisseaux béants d'un diamètre considérable ; dans d'autres la tumeur était constituée par des amas de capillaires dilatés. L'examen microscopique, fait par Needmann, fit voir de grosses veines irrégulièrement dilatées offrant çà et là des faisceaux de fibres musculaires, ailleurs des petits amas adipeux et fibreux entremêlés avec les vaisseaux, tandis que les autres lobules avaient la structure des nœvi ordinaires.

Avec ces quatre observations, nous allons tenter de donner un tableau d'ensemble de cette intéressante affection.

Elle se montre chez les jeunes gens (cas de Robert, vingt ans ; cas de Ricord, vingt-neuf ; cas de Rivington, vingt-trois ; cas de Villemin, dix-neuf ans). Son début, fort difficile à déterminer, étant donnée l'incertitude des commémoratifs, remonte toujours à plusieurs années (cas de Robert, à l'âge de douze ans ; cas de Ricord, à la naissance ; cas de Rivington, à l'âge de dix ans ; cas de Villemin, datant d'une année [?]). De toutes façons, l'époque où les malades ou bien leur entourage ont vu pour la première fois la tumeur, est comprise entre la naissance et la puberté, et l'on sait que le propre des affections congénitales, qui ne se sont pas développées dès les premières années, est fréquemment d'apparaître au moment de cette puberté ou un peu avant. En cela elles se rapprochent beaucoup des inclusions fœtales, des tératomes testiculaires qui restent latents pendant de longues périodes.

Un des caractères habituels de cette affection est de se révéler à l'attention des sujets qui en sont porteurs par des poussées aiguës généralement douloureuses, quelquefois à la suite d'un traumatisme plus ou moins insignifiant.

La tumeur, de volume variable, est mal limitée dans ses contours, déjetée latéralement dans une des bourses et fréquemment se prolonge du côté du périnée où elle se perd insensiblement. Les téguments laissent voir soit une teinte violacée, soit des veines dilatées sous un épiderme aminci, et parfois contractent des adhérences avec les tissus morbides sous-jacents. La marche, la station debout, la fatigue exagèrent le volume et la sensibilité d'ailleurs très obtuse de la masse pathologique. La palpation n'est pas douloureuse ou l'est à peine. La tumeur n'est ni soufflante, ni réductible, ni animée de battements ou de mouvements d'expansion. Sa consistance, dure, d'une manière générale, est irrégulière et présente par places des parties plus molles et parfois en certains endroits de petits points fluctuants ; ce sont ou des dilatations veineuses énormes, ou des kystes qui ne sont d'ailleurs que la transformation ultime de ces dilatations mêmes.

Habituellement, au simple examen clinique, on constate l'indépendance parfaite de la tumeur par rapport au testicule et à ses annexes ; en tout cas, cette indépendance apparaît franchement au cours de l'opération, ce qui donne toujours une grande facilité à l'intervention et ce qui, avant elle, rend le diagnostic avec le varicocèle plus aisé. Les organes génitaux ne souffrent nullement de la présence de la tumeur adjacente : testicule, épididyme, tunique vaginale, canal déférent, vaisseaux du cordon sont sains et de développement normal.

Au point de vue anatomo-pathologique, l'affection qui nous occupe doit rentrer dans le cadre des angiomes veineux, et il est parfois même donné d'assister aux divers stades de l'évolution de ces tumeurs dans la même pièce anatomique : certaines parties ont la structure de la tumeur érectile au début, avec ses vaisseaux modérément dilatés, flexueux, mais multiples ; puis ailleurs on ne trouve plus que d'énormes dilatations vasculaires, bosselées, irrégulières, contenant du sang noir, dilatations qui ont fini par résumer en elles toute la circulation des parties voisines, tandis que celles-ci étaient étouffées par l'envahissement d'un tissu conjonctif fort dense ; enfin (observation de Verneuil) certaines de ces dilatations, tout en conservant la structure des veines, se sont séparées du réseau vasculaire de la tumeur, sont devenues indépendantes et ont donné lieu à des kystes dont le contenu sanguin a subi des modifications variables.

Le pronostic est naturellement des plus bénins. Les préoccupations qu'inspire à tout malade la présence d'une grosseur anormale dans les bourses font qu'il sera toujours possible d'intervenir à temps, avant que l'angiome ait pris des proportions gênantes rendant l'intervention difficile.

Le diagnostic n'est épineux qu'à cause de la rareté de ce genre d'affection. A un premier examen superficiel on pourrait croire, en sentant dans la tumeur de grosses veines dilatées, que l'on a affaire au varicocèle du groupe postérieur des veines du cordon ; mais il sera ordinairement facile de la séparer des veines du testicule, de constater son indépendance par rapport au cordon et de s'assurer de l'intégrité des veines spermatiques dans toute la portion qui s'étend des limites de l'angiome au canal inguinal ; en un mot, la tumeur est scrotale et non funiculaire.

L'intégrité des deux testicules et de leurs annexes, la séparation que l'on pourra toujours établir, en y prêtant quelque attention, entre ces organes et la masse pathologique surajoutée, feront d'emblée rejeter toute idée de tumeur de la glande séminale congénitale ou non. Néanmoins, il est certain cas de tératomes testiculaires plus ou moins indépendants du testicule. Velpeau a même observé une tumeur de cette nature et exclusivement scrotale. Dans ces cas, le diagnostic est des plus difficiles : congénitalité, inégalité de consistance, indolence sont des signes communs aux deux maladies, et seule la présence des veines dilatées visibles sous la peau ou perceptibles au palper permettra de conclure en faveur de l'angiome.

Les tumeurs du scrotum proprement dit sont toutes, d'ailleurs, des raretés, à part l'épithélioma ; ce dernier se montre le plus souvent sous la forme d'une ulcération précoce qui prête peu à la confusion. Il n'y a dans la science que deux cas de sarcome (Verneuil, Nepveu), et à ce sujet, tant que l'on n'aura pas de commémoratifs précis sur l'évolution de la tumeur, le diagnostic pourra présenter quelques difficultés.

Les lipomes, les fibromes, les myomes du scrotum, tout en ayant une marche lente et en présentant une consistance qui pourrait rappeler celle de certaines portions d'angiome veineux, s'en distingueront par l'absence de veines sinueuses visibles sous la peau, et par l'invariabilité de leur volume que n'influencera ni la marche, ni la fatigue. D'ailleurs, la peau reste toujours mobile à leur surface (Gross) et nous savons qu'il n'en est pas toujours ainsi avec les angiomes veineux. Il faudra songer aussi aux lymphangiectasies, pour lesquelles le scrotum est un siège de prédilection.

Enfin l'anévrisme cirsoïde (cas de P. Hewett) se distinguera facilement, grâce à ses mouvements d'expansion isochrones avec les pulsations cardiaques.

Le traitement des angiomes veineux est des plus simples ; l'extirpation a toujours été suivie de succès. Trois points seulement doivent attirer l'attention de l'opérateur :

1º Détacher très minutieusement de la masse morbide le testicule et les éléments du cordon très voisins, mais indépendants.

2º Assurer convenablement l'hémostase, chose facile, car les artères nourricières de la tumeur sont en réalité moins nombreuses qu'il semble a priori ; les ligatures porteront principalement sur de nombreuses veines dilatées et qui saignent beaucoup.

3º Exciser les portions de tégument scrotal qui répondent aux adhérences cutanées de l'angiome.

Tours, Imprimerie PAUL BOUSREZ.

www.ingramcontent.com/pod-product-compliance
Lightning Source LLC
LaVergne TN
LVHW021611170726
843501LV00010B/3987